I0070191

RAPPORT

SUR

L'ÉPIDÉMIE DE PETITE VÉROLE

QUI A RÉGNÉ A BESANÇON

ET DANS PLUSIEURS COMMUNES DU DÉPARTEMENT,

PENDANT L'ANNÉE 1840,

PAR M. LE DOCTEUR BULLOZ.

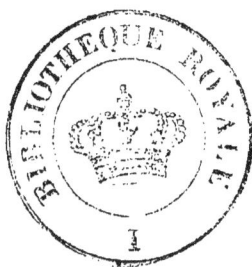

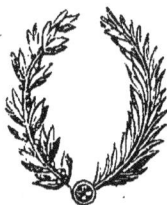

BIBLIOTHEQUE ROYALE

BESANÇON.

BINTOT, IMPRIMEUR-LIBRAIRE.

—

1841.

RAPPORT

Sur la petite vérole qui a régné à Besançon et dans le département du Doubs, pendant l'année 1840, par M. le Docteur Bulloz, *médecin des épidémies de l'arrondissement de Besançon, professeur-adjoint à l'école préparatoire de médecine et de pharmacie de cette ville, membre de plusieurs sociétés savantes.*

Le grand nombre de vaccinations hebdomadaires pratiquées dans la ville de Besançon, pendant l'année 1839, n'a pas empêché la petite vérole de s'y montrer encore, en 1840, sous la forme épidémique.

Les quartiers de la ville où cette cruelle maladie s'est le plus souvent montrée sont les mêmes qu'en 1839. D'abord on l'a vue dans toute la partie de la ville située au-delà du pont de la Madeleine ; ensuite sur les quais, dans les rues de l'Abreuvoir, de St-Paul et de Rivotte ; puis à l'hospice St.-Jacques, mais surtout dans les salles militaires.

Si ces quartiers ont été plutôt le foyer de l'épidémie que le centre de la ville, c'est, comme nous l'avons dit dans notre précédent rapport, parce qu'ils sont spécialement habités par une classe nombreuse, indigente, sale, ignorante et encore imbue d'absurdes préjugés contre la vaccine ; la plupart de ces malheureux croient que la petite vérole est le dépuratif nécessaire de certaines humeurs que la vaccine, au contraire, empêche de sortir du corps ; ils vont même jusqu'à attribuer des maladies graves, les scrophules par exemple, à l'influence de la vaccine. Ainsi, bien qu'un enfant soit né de parents scrophuleux, s'il le devient après avoir été vacciné, c'est selon eux le vaccin qui l'a rendu tel, lors même que l'inoculation n'aurait été suivie d'aucun effet.

Une autre cause que nous ne signalons qu'avec douleur, et que l'on croirait impossible, tant elle est révoltante, s'oppose encore à la propagation de la vaccine dans les classes pauvres. Des pères et mères, heureusement ils sont rares, chargés d'une nombreuse famille, sont assez dénaturés pour spéculer sur la mort et espérer que la petite vérole viendra leur enlever une partie de leurs enfants. La vaccine les leur conserverait, et ce bienfait serait à leurs yeux un fléau. Honte et malheur aux misérables qui nourrissent de telles pensées ! Nous avons long-temps hésité à croire que des pères et mères en fussent capables. Malheureusement le fait n'est que trop vrai, et nous ne l'avançons qu'après en avoir acquis la certitude par nous-même et par plusieurs de nos confrères.

C'est dans la rue d'Arènes que la variole a commencé cette année. Un enfant de 3o mois, Barbe Thiébaud, en a été frappée la première : elle est morte le 7 janvier. Dans le même mois, la maladie passa au Petit-Battant ; deux petites filles et un petit garçon de l'âge de dix ans, ainsi que deux enfants en très bas âge en furent atteints; aucun n'a succombé.

Sept enfants non vaccinés, placés au milieu de l'infection, devinrent varioleux pendant le mois de février ; trois sont morts : Mavel, Jean, âgé de 4 ans; Salgat, Élisabeth, de 2 ans 4 mois ; et Lonchant, Pierre, de 6 ans ; ce dernier aurait été soustrait à la mort sans l'incurie ou la mauvaise volonté de sa mère. Dès 1837, M. Barrey lui avait demandé avec instance, en lui faisant l'aumône, de laisser vacciner son enfant ; en 1838 et 1839, je fis près de cette malheureuse les mêmes instances, mais je ne fus pas plus heureux que mon prédécesseur.

Au mois de mars, sept individus non vaccinés, du Petit-Battant et du haut de Battant, eurent la variole. Caroline et Marie Zédet, l'une de 7 ans et l'autre de 4 ans et 10 mois, en sont mortes. A St-Ferjeux, banlieue de Besançon, la variole emporta un enfant ; mais le vaccin, inoculé à quarante sujets, empêcha la maladie de se propager.

Avril est un des mois qui ont présenté le plus de varioleux ; j'en ai compté quatorze. Onze étaient dans le quartier où l'épidémie avait commencé, les trois autres se trouvaient dans la rue St-Paul. Sur les quatorze, trois sont morts : Louis, Jean-Baptiste, âgé de 2 ans, 8 mois ; Taunot, Auguste-Louis, de 4 ans 6 mois ; et Guy, Jean-Pierre, dit frère *Philadelphus*, de la doctrine chrétienne, âgé de 34 ans.

Pendant le mois de mai, l'épidémie fit de nouveaux progrès et toujours dans les mêmes localités. Sur quarante-un malades onze furent victimes : Amiot, Jean-François, âgé de 32 ans, que l'on disait avoir été vacciné, mais chez lequel son médecin n'a reconnu aucune trace de vaccine, est mort au commencement de l'éruption de la variole. Dans le même moment, une fille, âgée de 26 ans, cuisinière de M. le conseiller Magdelaine, est morte de cette maladie à l'hospice St-Jacques. Léopold Ulmann en mourut à l'âge d'un mois. Sa mère, sur la fin de sa grossesse, avait eu une varicelle. Les enfants Westphal,

Dordor, Courtot, Leblanc Choux, Foix, Martin et Lafarge, dont le plus âgé n'avait pas au-delà de 4 ans et 5 mois, sont les autres victimes. Les dents de l'un d'eux étaient tombées au vingtième jour de la maladie, les yeux même étaient perdus.

Le mois de juin a présenté moins de variole. Deux soldats en ont été atteints et soignés à l'hospice St-Jacques, et trois cas nouveaux se sont présentés au Petit-Battant, ainsi qu'un autre à la rue d'Arènes. A Bregille, banlieue nord-est de la ville, quatre enfants d'une même famille eurent la petite vérole ; un en est mort. Les variolables de ce village échappèrent à la maladie, parce que je leur portai aussitôt le préservatif.

Nous n'avons eu en juillet que deux individus varioleux ; mais ils sont morts : ce sont Joseph Faivre, âgé de 27 ans, vicaire de Ste-Madeleine, et Benoux, Rosalie, âgée de 4 ans.

Pendant le mois d'août, sur quatorze varioleux observés dans les rues de Vignier, Chartres, Ronchaux et Rivotte, quatre sont morts : Gloriot, Édouard, âgé de 4 mois ; Burdin, Auguste-Charles, de 15 mois ; Grangé, Jean-Baptiste, de 15 mois ; et Cornut François, de 18 mois. Dans le même temps, quatre enfants d'une seule famille de Montarmot, autre banlieue de Besançon, furent atteints de la variole ; un d'eux en est mort.

Jeanne Bousson, âgée de 21 mois, est morte de la variole le 22 septembre ; c'est le seul cas pendant ce mois.

Les mois d'octobre et de novembre n'ont présenté aucune variole. Nous avions lieu d'espérer alors que l'épidémie avait cessé ; mais ce terrible fléau, *funestus instar pestis* (Stoll), n'était qu'assoupi. Il reparut bientôt

en s'attaquant d'abord à des soldats de la caserne d'A-
rènes. M. Bulliard, médecin militaire, me prévint qu'il
avait un grand nombre de varioleux dans son hôpital.
J'allai les visiter; tous étaient atteints d'une maladie éruptive ; mais dix-neuf portant de belles cicatrices de
vaccine n'avaient qu'une varioloïde. Onze autres non
vaccinés avaient une variole caractérisée ; un seul de
ceux-ci mourut le 19 décembre. Les premiers furent
promptement guéris.

On croyait généralement que le nombre des varioleux
était plus grand que celui que nous avons indiqué, à cause
de la quantité de varioloïdes qui se montraient en même
temps que les varioles. Cependant ces maladies ont entre
elles des différences caractéristiques. Citons quelques
exemples.

Au mois d'avril, M. Bellevaux, greffier de la cour
royale, porteur de cicatrices de vaccine, fut atteint
d'une varioloïde tellement intense dans ses premiers périodes, qu'on pouvait la confondre avec une variole confluente. Ceux qui le visitaient répandaient partout qu'il
ne fallait plus croire à la propriété du préservatif. Je
luttai, mais non sans peine, contre ces détracteurs de la
vaccine. Sachant que M. Bellevaux avait eu une vaccine
régulière, et convaincu comme je le suis de l'infaillibilité du préservatif, je dis que je répondais du malade ;
j'annonçai que la nature bénigne de sa maladie se révèlerait par la dessication prompte des pustules et par la
chute des croûtes du 12e au 14e jour. Mon pronostic se
réalisa ; mais, je l'avoue, si j'avais eu moins de confiance
dans la vaccine, et si je n'eusse été certain que M. Bellevaux avait été vacciné régulièrement, la gravité des
phénomènes morbides qu'il manifestait, m'aurait empê-

ché de me prononcer. Les cicatrices qui suivirent la chute
des croûtes, petites et nullement gauffrées comme celles
qui ont eu lieu après la variole, fournirent une autre preuve
que le mal de M. Bellevaux n'était qu'une varioloïde.

Dans le cours du mois de juin, la fille Fumée, âgée
de 19 ans, vaccinée à 4 mois, portant sept belles cicatrices
de vaccine, et sur laquelle on avait vacciné plusieurs enfants, eut une varioloïde tellement grave qu'on la prit pour
une véritable variole. Les prodromes avaient été de quatre
jours, l'éruption fut confluente ; les yeux demeurèrent
fermés pendant trois jours ; au quatrième, l'éruption
fut ombiliquée ; au cinquième, elle redevint sphérique;
le sixième, la dessication commença sur le menton
et sur le nez ; le dixième, les croûtes tombèrent lais-
sant après elles de petites cicatrices peu profondes,
plus marquées sur le front que sur les autres parties
de la face, et différant beaucoup de celles de la variole.
La marche rapide de cette maladie n'a pas laissé
d'inquiétude sur sa nature ; la durée d'une variole bénigne aurait été plus longue. Dans le même moment,
le fils Saint-Ève, père de famille, vacciné dans son
enfance et porteur également de belles cicatrices vac-
cinales, eut une varioloïde non moins intense que celle
de la fille Fumey, et qui ne fit pas moins crier contre
la vaccine. Dans cette circonstance, j'eus encore bien
de la peine à persuader aux parents que ce n'était point
une variole.

Pendant le mois d'août, Mme Vuillemot, âgée de
26 ans, demeurant rue Ronchaux, eut une varicelle
qui répandit de nouveaux doutes sur l'efficacité de
la vaccine. Une visite que je fis à cette dame me dé-
montra jusqu'à l'évidence qu'elle n'était point atteinte

de la variole, puisque le 10ᵉ jour elle était levée, et qu'il ne lui restait aucune croûte sur la figure.

En résumé, pendant l'année 1840, comme dans l'année précédente, la petite vérole a sévi sur les quartiers de la ville habités par la classe indigente, malpropre et où l'ignorance entretient les préjugés contre la vaccine.

Le nombre des varioleux a été cette année de cent-dix-huit.

Celui des victimes de trente-deux.

Les enfants défigurés par la variole sont au nombre de quarante-deux.

A la suite de cette maladie, quatre ont eu des ophtalmies chroniques; un a perdu un œil ; et un autre est devenu sourd.

J'ai fait tous mes efforts pour diminuer le nombre de variolables ; aussitôt que le mal se montrait quelque part, je m'empressais d'y porter le remède ; chaque samedi j'allais de préférence vacciner dans le quartier des varioleux. Plusieurs de mes confrères m'ont aidé dans cette œuvre philantropique. Je citerai M. Poète, chirurgien de Bellevaux, qui s'empressait de vacciner dans son hôpital tout individu susceptible de contracter la variole, et qui, par là, empêcha la maladie d'y arriver. Un tel exemple devrait être suivi par tous ceux qui sont chargés des soins médicaux dans les établissements publics.

J'ai visité la plupart des individus atteints de la variole ; aucun ne m'a offert des traces de vaccine. Ceux qui portaient de véritables marques du vaccin n'ont eu que des varicelles. Ces maladies en imposent parfois à des médecins instruits ; à plus forte raison doivent-elles tromper ceux qui, nullement habitués à l'observation

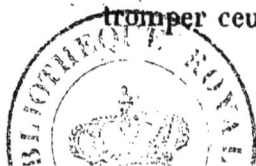

de semblables affections, ne tiennent aucun compte de la durée de chaque période du mal, et qui, pour établir leur diagnostic, n'ont besoin que de voir de gros boutons. C'est sans doute à cette cause qu'il faut attribuer l'erreur qui s'accrédite presque partout, que la petite vérole survient après la vaccine; ou bien encore que l'on peut avoir deux fois la variole. Le seul moyen de détruire un préjugé aussi funeste, c'est de constater et de répandre les différences caractéristiques qui séparent la véritable petite vérole des maladies qui n'en ont que les apparences.

De tous ceux qui sont morts de la variole, aucun n'a eu une vaccine régulière. Je m'en suis assuré par moi-même et par les médecins qui leur donnaient des soins. M. le docteur Janson, chargé de constater les décès, s'exprime ainsi dans une note qu'il m'a remise : « Aucun des décédés n'a été vacciné ; deux, qu'on croyait l'avoir été, n'ont présenté aucune trace de vaccin. »

Il y a vingt ans que je vaccine : depuis quatre ans je suis conservateur du vaccin pour le département du Doubs. Pendant tout ce temps, je n'ai jamais vu d'individu, vacciné régulièrement, être atteint de la petite vérole. L'épidémie de 1839 et celle de cette année sont une preuve nouvelle en faveur de la vaccine, puisque tous les vaccinés, anciens ou nouveaux, ont été inaccessibles à la variole. Il faut le dire et le répéter, combien de varioleux de plus n'aurions-nous pas comptés, et que de victimes la ville n'aurait-elle pas eu à déplorer sans la précieuse découverte de Jenner! Ce que nous disons est démontré par des faits qui, chaque jour, se renouvellent. En voici quelques-uns.

Léopold Ulmann, allaité par une femme de 26 ans, est

mort de la variole à l'âge d'un mois, sans la communiquer à sa nourrice, qui avait été vaccinée la première année de sa vie.

Au n° 58, rue Saint-Paul, deux enfants non vaccinés eurent la petite vérole. Leur frère, âgé de 5 ans, vacciné à l'âge de deux ans, demeura constamment dans la même chambre, sans devenir malade.

Au n° 4, rue de l'Abreuvoir, le nommé Truche vit la petite vérole frapper celui de ses enfants qui n'avait pas été vacciné ; les deux autres qui l'avaient été furent épargnés, quoiqu'ils n'eussent pas quitté la chambre du malade.

Au Petit-Battant, aux rues Sachot et Richebourg, plusieurs faits analogues se sont reproduits.

Combien de fois, au contraire, n'avons-nous pas vu des enfants non vaccinés devenir varioleux aussitôt qu'un de leurs frères ou sœurs était atteint de cette maladie ! Dans la famille Zédet, de Battant, à qui la petite vérole a enlevé deux enfants, les trois autres, non vaccinés, sont devenus varioleux après la mort des premiers. L'enfant Dordor, sur le quai, mort de la variole à l'âge de 10 mois, avait trois frères, non vaccinés, qui ont été promptement frappés par la maladie. A la rue de l'Abreuvoir, Leblanc a perdu par la petite vérole un enfant de l'âge de 5 ans et 4 mois; quatre autres, non vaccinés, ont été presque immédiatement atteints; un cinquième, qui probablement avait été vacciné, n'a pas reçu la maladie. Enfin, dans la famille Ambriot, rue d'Arènes, deux enfants, non vaccinés, sont tombés malades aussitôt après la mort d'un de leurs frères. Ces divers faits, et mille autres que nous pourrions citer, démontrent que partout où la variole se manifeste, elle n'épargne que ceux qui l'ont prévenue par l'inoculation vaccinale.

Il y a plus : non-seulement la vaccine est un préservatif infaillible contre la petite vérole ; elle sert encore, dans certaines maladies, comme moyen curatif, ou tout au moins comme utile auxiliaire. Durant l'épidémie de coqueluche qui s'est manifestée pendant l'été de 1840, j'ai vu cette affection, jusque-là rebelle à toute médication, s'amender chez des enfants sous l'influence de la vaccine. Le fils de M. l'avocat Renaud, qui avait, depuis plus de six semaines, une forte coqueluche, a été guéri à la suite d'une éruption de nombreux boutons de vaccin. Des enfants atteints d'ophtalmies, de douleurs pour dentition, se sont aussi très bien trouvés de la vaccine.

Nombre de fois j'ai vu les croûtes laiteuses disparaître à la suite de l'éruption vaccinale. M le docteur Meynier, d'Ornans, un de nos bons observateurs, a, dans son tableau de vaccine de la commune d'Ornans, consigné le fait suivant : « Liévremont, Joséphine, âgée de 4 mois, avait trois *nœvi materni*, j'ai vacciné sur eux : celui de l'aile gauche du nez et les deux du coude droit ont offert des pustules, puis une cicatrice plus blanche et plus ferme que le reste des taches, qui, loin d'augmenter, ont plutôt diminué. »

La plupart des difficultés pour la vaccination sont aujourd'hui levées, grâce au dévouement et au zèle si connu de feu M. le docteur Barrey. Cependant, de temps à autre il s'en présente encore : c'est une mère qui cache son enfant pour empêcher que le médecin ne prenne du vaccin sur lui. La femme Brazier, dont le mari est concierge de l'Hôtel-de-ville, après m'avoir autorisé à vacciner trois enfants sur celui que je lui avais vacciné 8 jours auparavant, le cacha pour que je ne le rencontrasse pas à l'heure indiquée, et je fus obligé de m'en retourner sans avoir vacciné ceux que j'amenais chez elle. Si toutes les mères agissaient de la sorte, que deviendrait la vaccine? Le plus fréquemment ce sont des parents qui ne permettent pas de vacciner plus de deux ou trois enfants sur le leur ; d'autres fois ce sont des maris qui , d'accord avec leurs femmes, refusent formellement de laisser prendre du vaccin. Ces refus tiennent à ce que les parents sont persuadés que l'on cause de la douleur à l'enfant sur lequel on prend le vaccin, et que l'inflammation du bras augmente beaucoup après cette opération. Rien cependant n'est moins vrai , car tous les jours on voit des enfants ne pas quitter le sein, ne pas se réveiller ou continuer de s'amuser pendant qu'on prend du vaccin sur eux, et l'expérience nous apprend que le bouton qui a fourni le vaccin devient moins enflammé que ceux qui restent intacts. Une autre difficulté provient de ce que plusieurs parents ne veulent pas du vaccin de tel ou tel enfant, parce que les père et mère ne sont pas connus ; quelques-uns veulent prendre des informations dès la seconde, la troisième et même la quatrième génération , pour s'assurer si la famille de l'enfant a toujours joui d'une bonne santé. Je n'ose pas blâmer entièrement cette précaution, quoiqu'elle soit inutile, puisque j'ai toujours vu que le vaccin, pris sur des scrophuleux, des galeux, des dartreux, sur des sujets affectés de varicelle, n'avait jamais produit aucun mauvais effet.

C'est le samedi , septième jour de l'inoculation, que je vaccine. Deux ou trois piqûres à peine sensibles , faites à chaque bras , à quelque distance l'une de l'autre ; telle est ma manière de vacciner.

Le même jour je recueille du vaccin. Je préfère le mettre en tubes que sur des plaques ; le premier moyen me réussissant parfaitement et me permettant d'avoir toujours du vaccin disponible pour les personnes qui m'adressent des demandes. J'en ai fait cette année 152 envois, tant dans le département du Doubs que dans ceux du Jura, de la Haute-Saône, du Bas-Rhin, etc.

Le nombre de mes vaccinations a été de 784 ; celui de mes revaccinations de 194. Dans le nombre de mes vaccinations, je n'ai remarqué aucune fausse vaccine.

La différence des saisons n'a apporté aucune modification dans le développement du vaccin. Constamment les pustules ont été belles et régulières, et sur presque tous les individus j'ai remarqué autant de boutons que j'avais fait de piqûres. Je citerai seulement trois enfants sur lesquels la vaccination a été sans résultat. Ce sont les deux enfants Poirey de la rue Rivotte, et l'enfant Zeltener de la rue de Glères.

Soixante-deux de mes revaccinés de différents âges, 7, 8, 15, 18, 25, 30 et 35 ans, ont eu une éruption , mais différente de celle d'une première vaccine, ainsi qu'on peut en juger par le tableau que j'ai envoyé à l'académie royale de médecine, dans lequel sont dessinées jour par jour les pustules de cette éruption pseudovaccinale : ce sont les boutons d'une personne de 30 ans, vaccinée à l'âge de 3 mois; le premier a été dessiné 24 heures après l'inoculation et les autres de 24 heures en 24 heures jusqu'à la chute des croûtes; d'où je conclus qu'il n'est pas nécessaire de recourir à une seconde vaccination, à moins peut-être, ainsi que je le disais dans mon précédent rapport, comme préservatif de la varioloïde.

MM. les médecins vaccinateurs du département ont aussi observé des varioles. M. Michel , vaccinateur du canton d'Audeux, en a vu six cas. Dans le canton de Marchaux, M. Graffe a traité 16 variolés ; deux sont morts, et deux autres sont défigurés ; un cinquième a une ophtalmie chronique incurable.

- M. Bernard, vaccinateur du canton de Boussières, n'a observé qu'un seul cas de petite vérole.

Après Besançon, l'arrondissement de Pontarlier est celui qui a fourni le plus grand nombre de variolés. Le canton de Pontarlier en compte 137 ; celui de Montbenoît 9, et celui de Morteau 8. L'arrondissement de Montbéliard n'a présenté que trois cas de variole : un dans le canton d'Audincourt, un autre dans celui de Pont-de-Roide, et un troisième dans le canton du Russey. On n'en a point signalé dans l'arrondissement de Baume.

Aucun de mes confrères n'a rencontré la variole sur des individus régulièrement vaccinés, et tous ont rivalisé de zèle pour la propagation du précieux préservatif. Une éruption belle et régulière a constamment été le résultat de leurs opérations. M. le préfet du Doubs, cet habile administrateur à qui rien n'échappe, pendant sa tournée pour le conseil de révision, s'en est assuré près de tous les médecins vaccinateurs.

M. Ravier, docteur en médecine à Morteau, s'exprime ainsi dans son rapport : « Pendant l'année 1840, j'ai constaté dans la commune du Lac plusieurs cas fort graves de variole confluente, chez des adultes qui avaient été vaccinés en bas âge. Il est probable que chez eux la vaccine n'avait produit que de faux boutons ; car les renseignements que j'ai recueillis à cet égard m'ont appris que, dès les premiers jours, il s'était manifesté des boutons de peu de durée et qui n'avaient laissé que des traces équivoques. » Plus loin, ce praticien déclare qu'il lui est bien démontré qu'une vaccine régulière est un préservatif assuré contre la variole.

M. Carré, docteur en médecine à Mouthe, dit dans son rapport : « Nier l'efficacité de la vaccine comme préservatif de la variole serait se refuser à l'évidence. Malheureusement pour sa propagation, depuis quelques années on a observé que des sujets vaccinés étaient atteints d'éruptions plus ou moins intenses et qui ont eu de la ressemblance avec la petite vérole, et paraissent se développer sous la même influence. Ces éruptions ont été désignées sous le nom de varioloïdes ou de varicelles ; mais la plus grave de ces maladies l'est bien moins qu'une variole bénigne. »

Je lis ce qui suit dans le rapport de M. Saint-Loup, vaccinateur du canton d'Ornans : « Je crois plus que jamais à l'efficacité de la vaccine comme moyen préservatif de la variole. Les revaccinations qui ont été pour quelques personnes une raison de croire que la durée préservatrice de la vaccine était limitée, m'ont démontré que cette vertu était constante et illimitée. »

Les exemples de petite vérole vraie, survenue chez un individu qui ait eu une vaccine régulière, sont encore à fournir.

M. Baverel, officier de santé à la Chaux, a remarqué que la petite vérole qui s'était manifestée à Longeville avait épargné les vaccinés.

M. Pône, médecin des épidémies de l'arrondissement de Pontarlier, a confondu dans son rapport les varioles et les varioloïdes ; c'est pour cela qu'en parlant de l'épidémie de petite vérole de 1840, il dit que plusieurs des personnes atteintes par la maladie offraient des traces indélébiles d'une bonne vaccine. M. Pône veut sans doute dire que ceux qui avaient ces traces de vaccine n'étaient atteints que de varioloïdes.

Des revaccinations ont été pratiquées par plusieurs médecins vaccinateurs du département. La presque unanimité de ces praticiens les regardent comme inutiles, et pensent même qu'elles peuvent nuire à la propagation de la vaccine.

M. Michel, dans une lettre à M. le préfet, s'exprime ainsi : « Persuadé que l'académie de médecine résistera à l'influence des médecins qui veulent à toute force des revaccinations, convaincu que cette mesure nuirait à la propagation de la vaccine, étant d'ailleurs tout disposé à croire à la vertu indéfiniment préservative du vaccin, n'ayant enfin aucune raison de croire à l'utilité des revaccinations, etc..... »

M. Saint-Loup a pratiqué sept revaccinations sur des sujets de divers âges. Un avait été vacciné depuis deux ans et demi, les autres depuis 5, 9, 12, 17, 20 et 23 ans. Ce praticien dit que chez tous, les huit dixièmes des piqûres ont été suivies d'un bouton dont il a observé la marche avec attention. Il a remarqué que chez tous l'éruption avait la même marche, était accompagnée des mêmes phénomènes, et qu'à aucune de ses phases elle n'avait eu le moindre rapport avec l'éruption vaccinale.

M. Morel, vaccinateur à Allenjoie, après avoir pratiqué plusieurs revaccinations, qui toutes ont eu pour résultat une fausse vaccine, conclut qu'il est inutile de revacciner.

Dans son rapport, M. le docteur Ravier, de Morteau, s'exprime ainsi : « J'ai pratiqué un certain nombre de revaccinations sur des sujets âgés de 20 ou 30 ans, ayant tous été vaccinés dans leur enfance et portant des cicatrices très prononcées : les résultats ont été quelques pustules qui n'ont laissé que des traces peu apparentes après 3 ou 4 jours de durée. Aussi je pense qu'à l'exception de quel-

ques cas douteux, les revaccinations doivent être aban-
données, parce que, si pour quelques-uns elles amenaient
une nouvelle sécurité, dans le plus grand nombre elles
ébranleraient la confiance accordée au préservatif de la
variole. »

M. le docteur Bernard partage entièrement l'opinion
de M. Ravier.

M. le docteur Pône, vaccinateur du canton de Pontarlier, est moins affirmatif : il dit ne pas avoir assez de données pour porter un jugement sur la nécessité de faire
revacciner ; il pense qu'il faut attendre de plus nom-
breuses observations et le jugement de l'académie
royale de médecine.

M. le docteur Tanchard, vaccinateur à Montbéliard, est
le seul des médecins cantonnaux qui se prononce en
faveur de la revaccination. Sur le plus grand nombre
de sujets qu'il a revaccinés, et dont il fait partie, il n'a
obtenu qu'une vaccinelle. Cependant il cite deux individus adultes sur lesquels il a observé une éruption analo-
gue à celle d'une première vaccine : de ces deux faits,
ainsi que des résultats obtenus en Prusse et en Belgique,
il conclut que les revaccinations lui semblent nécessaires.

L'organisation de la vaccine par médecins cantonnaux,
dont nous sommes redevables à M. Tourangin, notre
préfet, a déjà produit d'excellents résultats. Les vaccinations de 1840 sont près du double de celles de 1839; elles
augmenteront encore, sans nul doute, si M. le préfet
exige de MM. les maires qu'ils ne donnent d'émoluments
pour la vaccine qu'aux vaccinateurs cantonnaux qui
seront obligés d'aller au moins deux fois par an dans chaque
commune de leur canton, tant pour vacciner et revoir
les vaccinés, que pour visiter les écoles des deux sexes,

afin de constater si l'on y reçoit des enfants variolables et faire renvoyer tous ceux qui, non porteurs de certificat de vaccine ou de variole, ne se soumettraient pas à l'opération vaccinale.

En résumé, l'arrondissement de Pontarlier a eu 147 cas de variole, et sur ce nombre on assure qu'il n'y a pas eu un seul décès.

Il ne s'est présenté que trois cas de variole dans l'arrondissement de Montbéliard, qui se sont terminés sans accidents graves.

Il résulte des données précédentes,

1° Qu'une vaccination régulière exempte toujours de la variole.

2° Que les prétendues varioles survenues chez les vaccinés ne sont que des varioloïdes.

3° Que la marche du vaccin a été, pendant l'année, constamment belle et régulière.

4° Que les revaccinations faites à quelque âge que ce soit produisent des éruptions différentes de la première vaccine, et que cette opération est considérée par presque tous les vaccinateurs comme tout-à-fait inutile, pour ne pas dire nuisible à la propagation de la vaccine.

5° Enfin, que la nouvelle organisation de la vaccine par médecins cantonnaux a produit d'excellents résultats, puisque l'année 1839 n'a donné dans le département du Doubs que 4146 vaccinations, tandis qu'en 1840, première année de l'organisation par canton, le nombre des vaccinations s'est élevé à 7485.

Besançon, le 15 mai 1841.

BULLOZ, D. M. P.

BESANÇON, IMPRIMERIE DE BINTOT.

www.ingramcontent.com/pod-product-compliance
Lightning Source LLC
Chambersburg PA
CBHW050457210326
41520CB00019B/6254